L'Estetista

M. Mary

ISBN 978-1-4457-3963-2

L'Estetista

di

M. Mary

Una guida pratica in 12 lezioni

per diventare una vera Estetista

Presentazione

Questo volumetto, che raccoglie 12 lezioni, è destinato a coloro che vogliono accostarsi all'estetica, per se, o per le proprie famiglie, o che intendono farne una professione senza perdite di tempo e di denaro. Ma è destinato un po' a tutti, affinché possano conoscere sotto questo aspetto il corpo umano. Questa macchina meravigliosa, ma che conosciamo sempre troppo poco. I lettori meritano un attestato per il loro interesse: credo che qualche giovane si appassionerà e per questo merita un riconoscimento.

Prefazione

Leggete attentamente ogni lezione, perché ogni parola è significativa in quanto succo di vasti concetti riassunti in breve allo scopo di essere meglio assimilati e in breve tempo.

Ogni lezione è preceduta da una lista di materiali e attrezzature che serviranno. Per procurarsi attrezzature professionali o avere consigli potrete rivolgervi a un negozio specializzato.

Mary è a disposizione di quanti vogliano ulteriori approfondimenti e consigli sui temi trattati, o per avere una lettura del viso per il trucco e l'acconciatura più adatta: basta scrivere all'indirizzo sotto indicato per mettersi in contatto.

È possibile richiedere la consegna di un attestato di frequenza al corso: per conoscere le modalità del rilascio, inviate all'indirizzo e-mail sotto indicato le risposte alle domande di riscontro che seguono le lezioni.

ringthebell@libero.it

Cosa serve in questa lezione:

- Una poltrona per estetisti con poggiatesta
- Una mantella di tela
- Una fascia per liberare il volto dai capelli
- Uno specchio a muro

L'estetista
Introduzione ed analisi

Cara allieva, ha ora inizio il corso accelerato di estetica ed io, sua diretta insegnante, desidero da lei tutta la sua fiducia ed intelligenza o non di meno la buona volontà, quella volontà che dà certezza di una buona riuscita.

Vinca le prime incertezze e scoraggiamenti: sappia che io la guiderò di volta in volta mettendo la mia pratica ed esperienza perché Lei abbia buona riuscita nel diventare una buona estetista.
In questa prima lezione d'introduzione, esporrò alcuni accorgimenti e regole essenziali, nonché qualche nozione storica e pratica.

Le regole sono:
L'ESTETISTA accetti questo lavoro con serietà perché così darà fiducia a chi le si affida. Deve sempre avere aspetto e camice puliti nonché le mani lavate prima e dopo ogni trattamento e le unghie ben rifinite. Tutti gli arnesi usati per i trattamenti devono essere

ugualmente lavati prima e dopo l'uso con acqua e sapone o meglio sterilizzati.

L'ambiente di lavoro deve essere quieto, discreto o con sottofondo musicale: ciò aiuterà la (o il) cliente a distendere i muscoli, ottenendo così un risultato migliore. Importante è lavorare su pelli sane; questo per evitare arrossamenti e complicazioni. Solo in caso di pelli *seborroiche*, cioè con *acne*, si possono curare con prodotti specifici al caso.

La cliente va guidata, consigliata, mirando sempre al buon risultato del trattamento, infatti è quello che la cliente si aspetta: migliorare il proprio aspetto estetico, poiché da sempre la donna ama ornarsi, curarsi, essere bella.
Ricordiamo il passato: furono per prime le donne francesi a lanciare la moda dei capelli biondi ed essere imitate dalle donne di tutto il mondo che si schiarivano i capelli con foglie di piante e con qualunque altro mezzo empirico.
Anche la storia dell'antico Egitto ci ricorda quanto le sue donne tenessero alla propria bellezza e ai loro capelli corvini. Oppure Poppea come narrato nel film su Nerone quanto curava la propria pelle tanto da lavarsi con il latte d'asina che è ricco di proprietà emollienti. Anche nelle antiche tombe romane sono stati rinvenuti molti vasetti contenenti creme e unguenti vari che tenevano gelosamente nascosti; tutto questo ci deve far riflettere e capire che la donna ha bisogno di noi, perché noi le diamo fiducia e professionalità.

Analisi del viso

Si fa sedere la cliente con una mantella sulle spalle e con una fascia intorno al viso per liberarlo dai capelli e si guarda attentamente il suo volto attraverso lo specchio per rilevare se è:

- rotondo, quadrato, ovale, lungo o triangolare;
- le labbra sottili o carnose;
- gli occhi piccoli, grandi, ravvicinati, distanti, sporgenti o regolari;
- la fronte alta o bassa;
- e se di statura e alta o piccola.

Studiare con poche occhiate il tipo e il lavoro da fare.

Ora, appoggiare la testa della cliente alla poltrona ponendosi alla sua destra; osservare la pelle, toccandola con la mano destra sulla linea *seborroica* che corre lungo la fronte naso mento e stabilire così il tipo di pelle da trattare.

Se in questi punti sopra citati notate che la pelle è *grassa*, con pori dilatati, necessita di prodotti sgrassanti ed astringenti; se al contrario è *arida* necessita di nutrizione.

Se al tatto si sente *morbida*, necessita di prodotti normali a per pelli miste.

Fine prima lezione

Domande di riscontro:

- Dove si trova la linea seborroica?
- Nel passato chi lanciò la moda del biondo?
- Chi fu nell'antica Roma a fare il bagno nel latte d'asina?
- Cosa amavano di più curarsi le donne nell'antico Egitto?

8

Cosa serve in questa lezione:

- Un triangolo di tela
- Due spugnette per estetisti
- Un latte o crema detergente
- Acqua
- Salviette di carta
- Un asciugamano per il viso
- Un vaporizzatore e acqua distillata
- Un telo-spugna
- Uno schiaccia-comedoni
- Acqua di rose

La Pelle e la sua pulizia

La pelle che ricopre il corpo umano è grande quasi 2 m².

È composta da vari strati, ma che possiamo riassumere in tre di maggior rilievo: l'epidermide, che è quello palpabile e dove si forma lo strato corneo, con le sue cellule morte, pronte ad essere rimosse per far posta alle nuove nate.

Derma e ipoderma, sono gli strati più importanti, dove nascono tutte le ghiandole, i vasi, i peli.

L'ipoderma contiene anche lo strato del grasso che funge sia da sostegno in caso di malattie o di lunghe diete, a cui sopperisce come una riserva di energie, sia da isolante perché fa da cuscino in caso di cadute e contusioni.

L'epidermide è in stretto rapporto con gli altri strati all'interno, per cui i pori della pelle fanno da tramite per il ricambio.

Pulire la pelle, rimuovere le cellule morte (piccole pellicine che possiamo vedere a volte staccarsi anche da sole), è la primaria cosa da fare ed è indispensabile, perché non solo si otterrà una pelle più luminosa, ma si faciliterà il ricambio per un buon funzionamento corporeo.

Pulizia (demaquillage)

Dopo aver liberato il volto dai capelli, con un triangolo di tela legato dietro la nuca, prendere una spugnetta da estetista inumidita e con un po' di latte detergente: passarla sugli occhi e togliere il trucco e impurità, poi alle labbra, se c'è il rossetto, ed infine detergere collo e volto, partendo dal basso verso l'alto togliendo ogni impurità; ripetere con la spugnetta pulita, una seconda volta.

Vaporizzatore

Ogni volta che si presenta una pelle molto trascurata ed opaca, che necessita di una pulizia accurata è bene fare un po' di vaporizzazione.

Mettere sufficiente acqua distillata nel vaporizzatore, accenderlo, ed appena il vapore fuoriesce, porlo di fronte al volto della cliente (senza scottarsi) per cinque minuti: la pelle sarà così irrorata e pulita anche in profondità. Se non si dispone di un vaporizzatore

10

professionale, si potrà ottenere ugualmente un vapore in modo casalingo con una semplice pentola d'acqua bollente (come si fa per i suffumigi).

Si potrà anche rimuovere, se è il caso, i comedoni (piccoli punti neri) o i semi di riso (piccoli grani tra la pelle di origine cheratinosa).

Questa operazione si esegue con lo schiaccia-comedoni, piccolo attrezzo di metallo a forma di guglia, il quale s'impugna spingendo, nel punto del comedone per asportarlo, aiutandosi con l'altra mano che tiene tesa la pelle.

Dopo questa operazione passare sul volto, una tela inumidita con acqua di rose o acqua fresca.

Fine seconda lezione

Domande di riscontro:

- Quanti strati ha la pelle?
- Che cosa significa demaquillage?
- Dove nascono le ghiandole, i vasi, i peli?
- Quando si esegue la vaporizzazione?

Cosa serve in questa lezione:

- Una crema gel demaquillante
- Una spugnetta
- Acqua
- Salviette di carta

La disincrostazione

In questa lezione parleremo della disincrostazione e già analizzando la parola, se ne capisce il contenuto: infatti disincrostare significa pulire a fondo la superficie della pelle che il tempo, il sole, l'unto e la polvere hanno indurito da doverla rimuovere con metodo.

Potrebbe essere la superficie di un mobile, l'interno di un vaso e così via, ma noi ci occuperemo della pelle del viso.

La disincrostazione viene eseguita dopo il demaquillage, quando la pelle dimostra di essere molto trascurata e indurita per non aver ricevuto, da molto tempo, cure appropriate. Essa è quindi bisognosa di un rinnovamento delle cellule morte che posatesi in superficie hanno creato una barriera al ricambio, formando lo strato corneo.

La disincrostazione si esegue applicando una crema gel demaquillante frizionando e accarezzando con movimento circolatorio, usando l'indice, il medio e il pollice di entrambe le mani.

12

Esecuzione

Dopo aver applicato la crema in tutto il viso, con entrambe le mani e stando dietro la cliente, eseguire il vero trattamento: passare l'indice ed il medio di entrambe le mani intorno all'orbicolare delle labbra, partendo dal centro bocca fino agli angoli; qui fermarsi e quindi con i soli pollici fare una pressione a circolo per fermare il movimento (vedi illustrazione n.4 pag. 21). Ripetere per tre volte.

Ora ripartendo dal centro bocca ripetere proseguendo fino alle orecchie, qui fermarsi e schiacciando con i pollici formare il solito circolino per fermare il movimento, e ripetere per tre volte.

Ora partire dalle narici con movimento circolare e proseguire fino alla radice del naso tra le sopracciglia e sulla fronte per poi ritornare agli angoli della bocca e risalire fino alle orecchie facendo il solito circolino.

Poi ripartire con le due mani dal mento e con indice e medio di entrambe le mani di fronte: schiacciare tra le dita la pelle a pizzicotti su tutta la linea bocca fino al naso da ambo le parti della bocca; quindi passare con un movimento di accarezzamento, alternando questi due movimenti quattro volte.

Ora con i pollici di entrambe le mani che resteranno chiuse a pugno formare tanti circolini partendo dal mento, orecchie, bocca, naso, guance, occhi, e fronte.

Poi con le mani aperte partire dal basso del collo e su per tutto il viso fino alla fronte in movimento "ad impasto", così da amalgamare tutte le fasi del massaggio.

Poi con una spugnetta per estetisti bagnata, asportare la crema con movimenti rotatori, rimuovendo con essa anche le cellule morte.

Memorizzate bene questi movimenti di massaggio, così preziosi anche per il massaggio anti-età, con creme ed oli nutrienti.

Fine terza lezione

Domande di riscontro:

- A cosa serve la disincrostazione?
- Dove si depositano le cellule morte?
- Con quale crema si esegue la disincrostazione?
- Quali sono i movimenti della disincrostazione?

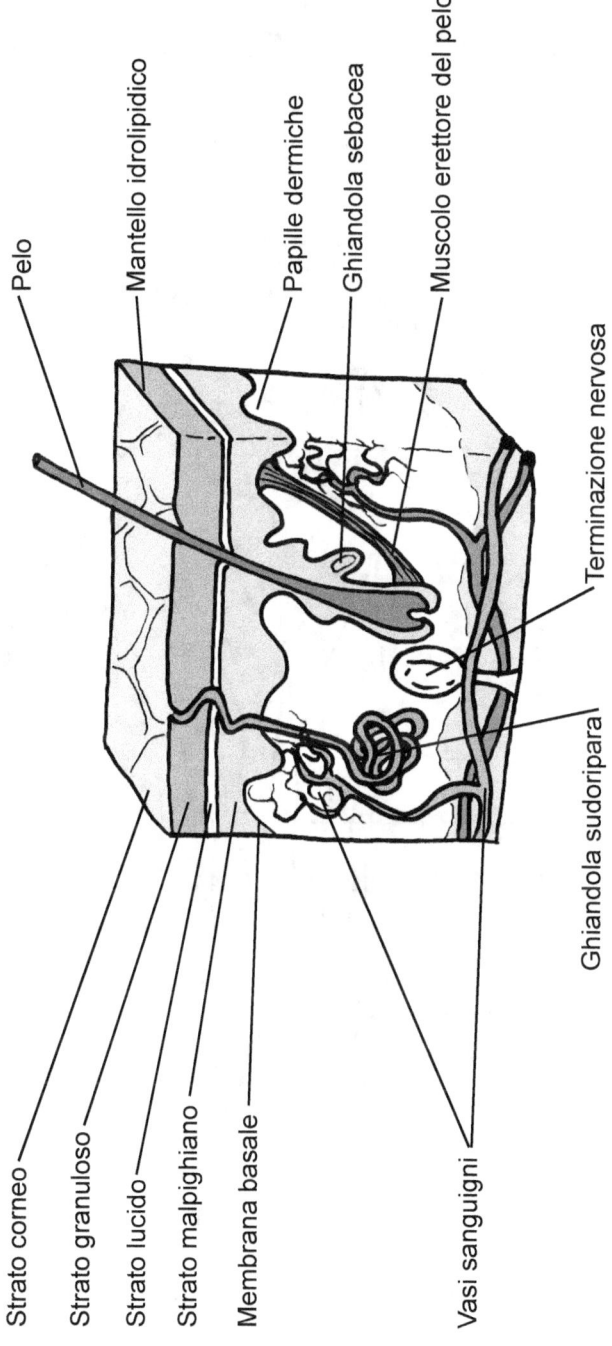

Strato corneo

Strato granuloso

Strato lucido

Strato malpighiano

Membrana basale

Vasi sanguigni

Ghiandola sudoripara

Terminazione nervosa

Muscolo erettore del pelo

Ghiandola sebacea

Papille dermiche

Mantello idrolipidico

Pelo

Illustrazione n. 1 - Struttura della pelle

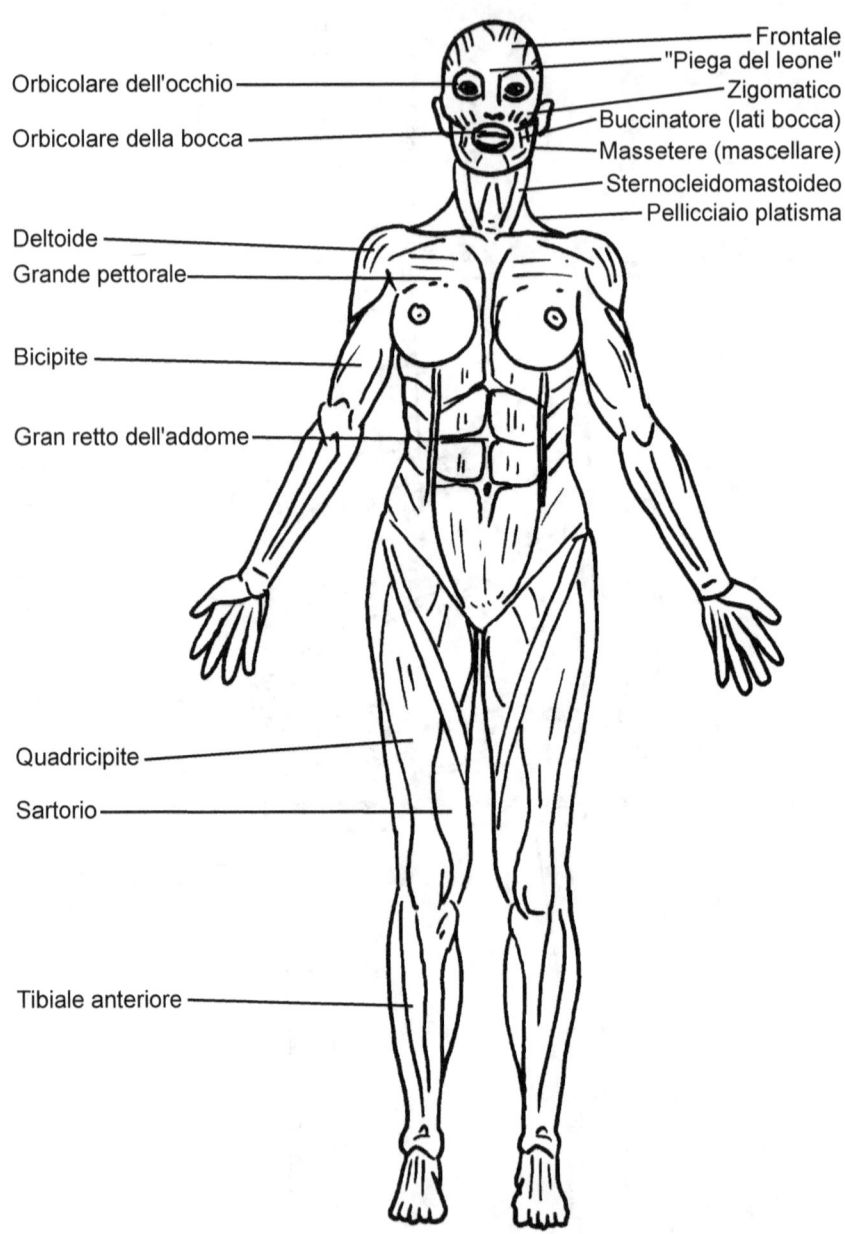

Frontale
"Piega del leone"
Zigomatico
Buccinatore (lati bocca)
Massetere (mascellare)
Sternocleidomastoideo
Pellicciaio platisma

Orbicolare dell'occhio

Orbicolare della bocca

Deltoide
Grande pettorale

Bicipite

Gran retto dell'addome

Quadricipite

Sartorio

Tibiale anteriore

Illustrazione n. 2 - Apparato muscolare (davanti, faccia e collo)

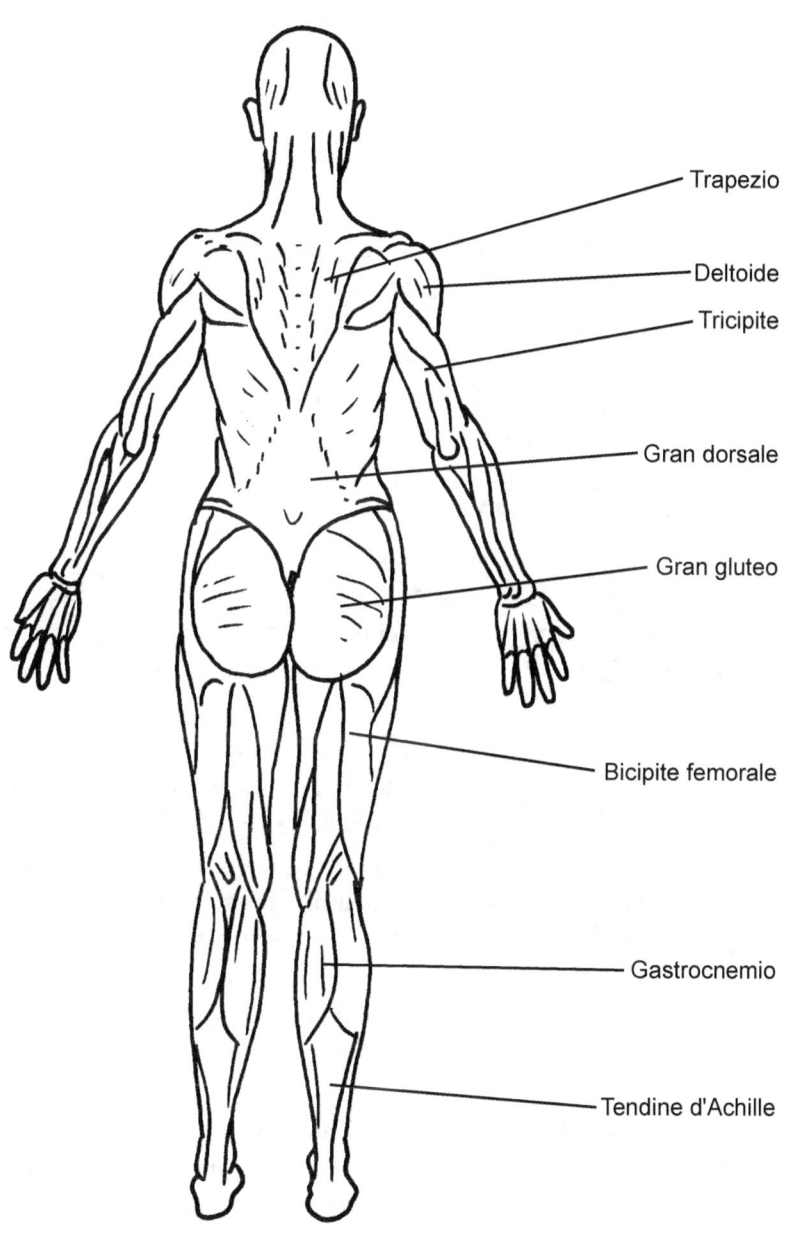

Trapezio

Deltoide

Tricipite

Gran dorsale

Gran gluteo

Bicipite femorale

Gastrocnemio

Tendine d'Achille

Illustrazione n. 3 - Apparato muscolare (dietro)

L'anatomia umana

Lo scheletro del corpo umano e formato da circa 206 pezzi ossei, fra testa, gabbia toracica, arti inferiori e superiori, compresa la colonna vertebrale, che collega la testa al bacino.

Preziosa la funzione delle ossa che, oltre a tenerci in piedi, racchiude proteggendo gli organi interni.
Il cranio racchiude e protegge il cervello, elemento fondamentale di tutte le azioni della nostra vita.

La gabbia toracica racchiude il fegato: filtro del sangue; i polmoni: ossigenatori del sangue, ed il cuore: pompa per la circolazione del sangue che fa circolare in ogni vena del nostro corpo.

La spina dorsale racchiude il midollo spinale che si protrae fino al bacino ed è il collegamento tra il cervelletto e il sistema nervoso e da la possibilità al corpo umano di stare in piedi e fare attività.

Le ossa sono una splendida impalcatura, ma non potrebbero reggerci in piedi o fare altre attività, se non fossero sostenute e collegate tra loro dai tendini e ricoperte dai fasci muscolari che oltre a dare elasticità e movimento, danno anche una sagoma umana (nel nostro caso).

Dalle ossa prendono nome diversi muscoli, e dai muscoli prende il nome il massaggio e il movimento che l'estetista deve conoscere alla perfezione ed eseguire nella giusta direzione per riattivare la funzionalità e l'elasticità di cui il corpo ha bisogno.

I muscoli più importanti da trattare sono:

Dietro:

Femorale (coscia)
Gastrocnemio (polpaccio)
Glutei (sedere)
Dorsale (schiena)
Trapezio (tra le spalle)
Deltoide (spalle)
Tricipite (braccio)

Davanti:

Tibiale (gamba)
Quadricipite (coscia)
Addome (stomaco)
Pettorali (petto)

Faccia e collo:

Pellicciaio platisma (collo)
Orbicolare bocca (labbra)
Quadrato del mento (mento)
Massetere (mascella)
Buccinatore (tra bocca e zigomi)
Zigomatico (zigomi)
Orbicolari occhi (bordo degli occhi)
Temporali (tempie)
Frontale (fronte)

Tutti questi muscoli hanno una azione volontaria, ed agiscono meccanicamente al nostro comando.

Ma ci sono muscoli ad azione involontaria che agiscono anche senza la nostra volontà ma con lo stimolo dell'emozione, per esempio: il cuore e lo stomaco.

Fine quarta lezione

Domande di riscontro:

- Da dove deriva il nome di alcuni muscoli?
- Cosa collega testa e bacino?
- Quante ossa ha il corpo umano?
- Sai elencare almeno 5 muscoli del corpo?

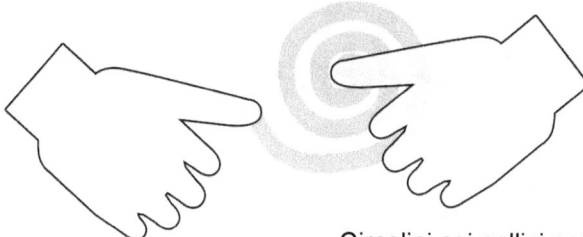

Circolini coi pollici per chiudere il movimento.

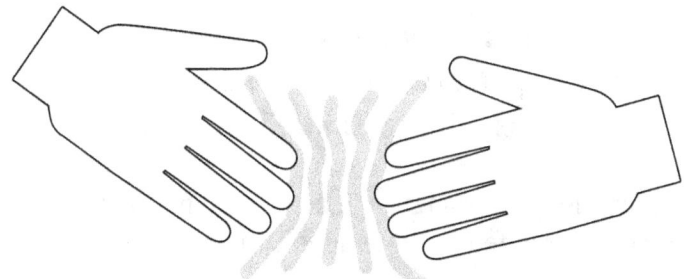

Frizionamento con le quattro dita di fronte.

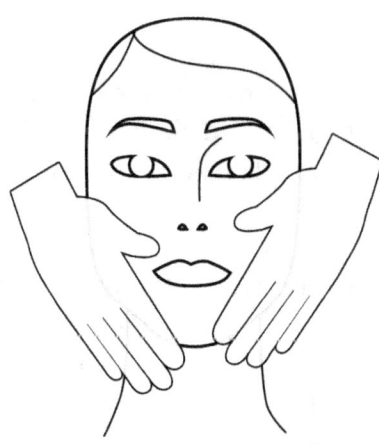

Accarezzamento con le mani aperte.

Illustrazione n. 4 - Movimenti del massaggio

Cosa serve in questa lezione:

- Una crema per massaggio
- Un flaconcino di olio per massaggio, anche vegetale

Il massaggio (1)
ai muscoli pettorali, pellicciaio e
sternocleidomastoideo

I muscoli che tratteremo in questa lezione, della parte frontale, sono di grande importanza per la femminilità della donna.

Infatti, in questi punti del corpo, la vecchiaia arriva presto e si nota al primo sguardo per la loro posizione focale; per questo è bene prevenirla in tempo.

Il muscolo pettorale ricopre, come si intuisce dal nome, il petto, mentre lo sternocleidomastoideo, parte dalla base del collo e sale fino dietro l'orecchio, il pellicciaio (platisma) invece ricopre il collo intero.

I movimenti per massaggiare il pettorale comprendono l'accarezzamento ed il frizionamento; così come per il pellicciaio e lo sternocleidomastoideo tenendo presente di non schiacciare la parte centrale del collo (esofago).
Questi movimenti vanno eseguiti con una certa pressione, per poter svegliare una giusta circolazione sanguigna.

22

Esecuzione del massaggio

Stando dietro la cliente che avrà la testa appoggiata sulla poltrona, passare un po' di crema da massaggio con le due mani sui pettorale e sui collo; questa faciliterà l'impatto e lo scorrimento del movimento delle mani.

Ora con le mani aperte, accarezzare partendo dai seni fino al petto, décolleté e le spalle (deltoide); qui fermarsi e con i pollici fare il solito movimento a circolo per fermare il movimento.

Ora ripartire dal décolleté e risalire formando con le dita tanti circoli; alternare questi due movimenti due volte ciascuno.

Ritornare alla base del collo questa volta con le mani di fronte e schiacciare la pelle a pizzicotti fra l'indice ed il medio di entrambe le mani; quindi con le mani aperte ripassare con movimento di accarezzamento; alternare questi movimenti due volte per ogni lato.

Ricordate che non è tanto la forma del massaggio che dà il risultato, ma sono le vostre mani a svegliare e modellare la parte del corpo.

Fine quinta lezione

Domande di riscontro:

- Quali sano i tipi di massaggio che si effettuano sul décolleté?
- In quali direzioni si esegue il massaggio?
- Dove si trova lo sternocleidomastoideo?

Il massaggio (2)
ai muscoli del mento sottomento e massetere (mascellare)

Questi muscoli, come si intuisce dal nome, ricoprono il quadrato del mento dandogli forma e sostegno.

I muscoli di questo gruppo, si intersecano sotto lo zigomo con il massetere e il buccinatore, come in una rete solidissima e di grande importanza; perché insieme sostengono la parte bassa del viso, che con l'età, tende spesso a cadere formando quell'antiestetico rilassamento cutaneo.

È per questo che mento, sottomento, e mascellare rappresentano la linea forte del viso da attivare.

Esecuzione del massaggio

Stando dietro la cliente, dopo aver distribuito la crema, partire dal centro del mento con le due mani ed accarezzare lungo il mascellare; qui con i pollici formare il circolo per chiudere il movimento.

Ripetere, ma questa volta da sotto il mento al mascellare, alternando sopra e sotto velocemente per cinque volte chiudendo col circolo finale.

Ora spostarsi al lato destro della cliente e con le mani di fronte, schiacciare tra le dita indice e medio la pelle a pizzicotti, salendo su per il massetere e buccinatore, ripetendo anche dalla parte sinistra;

24

poi con le mani ridiscendere al mento e risalire i muscoli con accarezzamento.

Ripetere questi movimenti due volte per parte.

Fine sesta lezione

Domande di riscontro:

- Che ruolo hanno i muscoli del mento?
- Quali movimenti di massaggio si usano in queste lezioni?
- Elencate i muscoli trattati in questa lezione.

Il massaggio (3)
ai muscoli orbicolari occhi, frontale e naso

Il naso è costituito da una protuberanza cartilaginea ed è ricoperto solo dalla pelle: i suoi muscoli sono attaccati solo alla sua radice (piramidale).

Così è anche per le palpebre degli occhi nelle quali l'unico muscolo (a sfintere) è attaccato all'angolo di esse.

Anche nella fronte, se pur di dimensione ampia, troviamo i muscoli attaccati solo all'osso temporale (tempie) lasciando così libera a se stessa tutta la pelle della fronte centrale.

Quindi, sia per il naso che per gli occhi e la fronte, i movimenti del massaggio devono essere fatti con cautela, seguendo la particolare linea naturale muscolare.

Esecuzione del massaggio

Stando dietro la cliente con le mani appoggiate alla base del naso, iniziare il massaggio: tirando fuori i pollici di entrambe le mani formare tanti circolini salendo su per le pareti del naso fino alla sua radice tra le sopracciglia; qui, con i pollici incrociati ad X, frizionare; il tutto per tre volte.

Questo ultimo movimento serve per togliere quelle antiestetiche pieghe (dette "del leone"); è da ripetere due volte o più.

26

Ora con le mani appoggiate sopra gli occhi tirare fuori l'indice ed il medio di entrambe le mani ed accarezzare le palpebre fermandosi agli angoli formando il circoletto di chiusura di movimento; ripetere per due o tre volte.

Ora passare al frontale: con le mani al centro della fronte accarezzare fino alle tempie, qui fermarsi e formare con le mani il solito circolino; quindi ripetere per tre volte cercando di dare vigore a questi movimenti perché possano rimuovere e scaldare questa parte del viso un po' fredda e poco muscolosa.

Ora con le mani aperte (e se è il caso con un po' di crema) ripartire dal décolleté, collo, mascellare e su ripercorrendo tutti i muscoli con movimento ad impasto, fino al frontale, mitigando e scaldando in un unico movimento tutti i muscoli.

È importante sentire che sotto le mani la pelle sia calda e abbia assorbito la crema da massaggio e che i muscoli si siano risvegliati.

Fine settima lezione

Domande di riscontro:

- Di quale fibra e fatto il naso?
- Come si chiama il muscolo delle palpebre?
- I muscoli della fronte dove sono attaccati?

27

Il massaggio (4)
ai muscoli orbicolari bocca, buccinatore e massetere

I muscoli della bocca si dicono orbicolari in quanto orbitano intorno all'apertura della bocca, dandole elasticità e sostegno.

La funzione degli orbicolari bocca, come quelli degli occhi, è importantissima, perché da soli devono sorreggere questa parte del viso che è indipendente dalle altre e per questo motivo molto soggetta al rilassamento e alla formazione di pieghe a rughe.

Quanto sopra vale anche per il pellicciaio del collo, che resta indipendentemente solo.

Perciò mantenendo in buona funzione questi muscoli, eviteremo il suo precoce invecchiamento e la formazione di quelle caratteristiche pieghe verticali, dette anche "labbro della scimmia", come pure le palpebre cadenti, dette "alla cinese", o le pieghe del collo a forma di anelli.

Anche il massetere ed il buccinatore, che si trovano tra gli angoli della bocca e della mascella, sono una causa dell'invecchiamento del viso: tenendoli in buona funzionalità col massaggio, eviteremo quelle fatidiche pieghe sopra e sotto gli angoli della bocca, dette "del sorriso" quelle sopra e "del dolore" quelle sotto.
Queste pieghe sono tipiche di chi sorride molto o di chi è spesso di carattere triste.

Esecuzione del massaggio

Stando dietro la cliente, e dopo aver applicato la crema da massaggio o l'olio, portare le due mani al centro della bocca e aprire l'indice ed il medio di entrambe le mani a forma di V ed accarezzare gli orbicolari bocca fino alle orecchie per tre volte fermandosi agli angoli bocca e formare un circolino con i pollici per chiudere il movimento schiacciando un po'.

Ora con le mani a pugno, tirar fuori i pollici e partendo dal mento salire su per il massetere e buccinatore formando tanti circolini (frizionamento); poi con l'indice e il medio delle due mani accarezzare di nuovo gli orbicolari bocca e quindi ripetere questi movimenti due volte ciascuno.

Questi movimenti devono essere fatti sempre in direzione ascendente cioè sempre dal basso in alto.

Questo tipo di massaggio manuale è il migliore, perché la mano rende elastica la pelle. Si può modificare il movimento da dolce a energico, secondo la necessità, per ottenere un ottimo risultato ed arrivare in qualunque parte del corpo. Ma ci si può avvalere (oggi specialmente) anche di ottimi apparecchi, che sollevano dalla fatica l'operatrice, che danno anch'essi buoni risultati.

Fine ottava lezione

Domande di riscontro:

- Perché i muscoli della bocca si chiamano orbicolari?
- Come sono anche dette le pieghe del labbro superiore?
- Dove si trovano i muscoli massetere e buccinatore?

Cosa serve in questa lezione:

- Acqua di rose
- Un peeling in crema o in polvere
- Una ciotolina non metallica
- Un pennello di setola
- Acqua
- Una spugna per la rimozione
- Del cotone

Il peeling

Il peeling è una pulizia profonda della pelle perché asporta le cellule morte dello strato corneo mettendo in rilievo lo strato di cellule nuove.

Il peeling esiste in crema, in polvere e gommoso, oppure chimico ad azione profonda, ma quest'ultimo è di competenza medica in quanto la pelle viene ustionata da un acido per un totale rinnovamento cutaneo.
Noi ci occuperemo di quello blando in crema o polvere.

Oggi il sistema più facile è quello in crema già pronto, applicabile come una semplice maschera di bellezza ed ha le stesse proprietà di quello tradizionale da preparare.

Un tempo era più diffuso il sistema gommoso che si applica a caldo come una ceretta e viene rimosso a freddo con la pinzetta, il che è poco pratico anche se i risultati sono eccellenti.

Esecuzione

Mettere una quantità di peeling quanto una noce in una scodella non metallica, sciogliere con qualche goccia d'acqua e passare la pasta con un pennello in tutto il viso partendo dal décolleté e poi su tutto il viso e fronte tenendo al di fuori labbra e occhi che potrebbero irritarsi.
Finita l'applicazione restare in riposo per quindici minuti con, sugli occhi, un quadratino di cotone imbevuto d'acqua di rose e la testa appoggiata.

Rimozione

Prendere una spugnetta per estetisti, bagnatela ed inumidite tutta la parte trattata ed asportare ogni traccia di pasta con movimenti dal basso verso l'alto e rotatori.

Sciacquare di volta in volta la spugna senza far colare nulla dentro gli occhi. Finita la rimozione applicate una tela o una spugna bagnata per rinfrescare la pelle. Passare quindi alla maschera che sarà argomento della prossima lezione.

Fine nona lezione

Domande di riscontro:

- Che cos'è il peeling?
- Quale differenza c'è tra peeling blando e ad azione chimica?
- Cosa si asporta con il peeling?

31

Cosa serve in questa lezione:

- Una maschera per il tipo di pelle da trattare
- Una ciotola
- Un pennello
- Acqua
- Una spugnetta
- Acqua di rose

La maschera

La maschera è il trattamento ideale per finire un buon lavoro estetico: è l'arma segreta di ogni estetista; infatti, solo dopo la maschera, la cliente noterà quel senso di freschezza e la pelle più tirata e luminosa.

La maschera dunque è essenziale dopo ogni trattamento estetico.

Ci sono vari tipi di maschere ed è importante scegliere il tipo adatto: in polvere, in crema, per pelli grasse, per pelli secche o per pelli con acne; si trovano in profumeria o dai grossisti per parrucchieri.

Modo d'uso

Con la pelle già pulita, applicare la maschera con un pennellino pulito, dopo averla precedentemente sciolta in una scodella non metallica con qualche goccia d'acqua, o del tonico adeguato al tipo di pelle.

Stendere la maschera partendo dal décolleté su per il collo, mento, gote, naso e fronte, tenendosi lontano dagli occhi affinché non vi coli dentro irritandoli.

Lasciare in posa quindici minuti con la testa appoggiata alla poltrona e con dei pezzetti di cotone bagnato con acqua di rose appoggiati sopra le palpebre.

Durante la posa è necessario assoluto silenzio, perché la pelle non deve formare pieghe dovute al parlare o al sorridere, le quali comprometterebbero la buona riuscita della maschera.

Rimozione

Passato il tempo di posa, prendere una spugnetta bagnata d'acqua, inumidire tutto il volto ed asportare tutta la maschera partendo dal basso verso l'alto, sciacquando spesso la spugnetta, finché non ne sarà tolta ogni traccia.

Al termine passare una salvietta fresca d'acqua con qualche goccia di tonico. Essenziale l'acqua di rose: molto rinfrescante.

Fine decima lezione

Domande di riscontro:

- La maschera di bellezza quando va applicata?
- Con quale strumento si applica la maschera?
- Perché è necessario fare silenzio durante la posa?

Cosa serve in questa lezione:

- Un tonico adeguato al tipo di pelle
- Del cotone idrofilo
- Un bastoncino o spugnetta per estetisti

Il picchiettamento ed analisi della pelle

In questa lezione parleremo del picchiettamento, che se pur breve, va sottolineata la sua azione energica nel rimuovere il torpore in alcune pelli stanche riportandole ad uno stato attivo e di freschezza.

Non è raro infatti vedere alcuni volti con la pelle stanca, opaca, flaccida e fredda come senza vita.

Questo stato può averlo determinato una malattia, una depressione: i motivi sono tanti, ma per conoscere la pelle e le sue caratteristiche, due sono i metodi: uno si chiama *Espetio* e l'altro *Palpatio*.

Espetio, che dal greco significa "dall'aspetto", vuol dire che guardando ad occhio nudo o con la lente possiamo rilevarne lo stato ed il suo fabbisogno.

Palpatio come si intuisce dal nome, significa che palpando con le mani la pelle, possiamo sentire la sua grana, la temperatura, il tono, l'elasticità, le sue carenze e ciò di cui ha bisogno.

Analizzare in questo modo la pelle è molto importante perché si avrà più competenza nei trattamenti estetici.

Il picchiettamento

Con la pelle già pulita, prendere una spugnetta per estetisti bagnata di tonico e passarla in tutto il volto partendo dal collo, fino sulla fronte picchiettando ripetutamente finché la pelle non avrà ottenuto quella tonicità di cui ha bisogno.

Ripetere se è il caso con altro tonico e spugnetta fresca.

L'importante è usare il tonico adatto per quel particolare tipo di pelle che stiamo trattando.

Perciò se la pelle che stiamo trattando è secca, il tonico sarà morbido, tipo acqua di rose, alla frutta, ma mai alcolico.
Al contrario, se la pelle è grassa, sarà preferibile un tonico astringente, quindi un po' alcolico.

Nei casi di una pelle eccessivamente stanca e rilassata, ci possiamo avvalere delle dita delle mani picchiettando con i polpastrelli in tutto il volto: questo darà tonicità in modo incredibilmente efficace.

Fine undicesima lezione

Domande di riscontro:

- Con una pelle grassa, quale tonico si usa?
- Come si chiamano i metodi per analizzare la pelle?
- Qual'è l'azione del picchiettamento?

35

Prodotti per il trucco:

- Crema da giorno o latte di bellezza
- Fondotinta del colore adatto
- Stick per occhiaie
- Cipria in polvere o solida
- Fard per guance
- Matita per occhi
- Matita per labbra
- Rossetto per labbra
- Fard per palpebre
- Pennello grande per cipria
- Pennellino sottile per la linea occhi

Il trucco di base

Il trucco è l'arma segreta della donna: è l'arte della trasformazione per apparire più bella; e l'estetista ne è l'artefice per eccellenza, perché conosce i suoi segreti nel realizzarlo.

Oggi il trucco è diventato quasi un costume, come avviene in tutte le tribù (i nativi d'America per esempio); così le donne ne hanno fatto un uso comune quale modo per presentarsi piacevolmente.

La parola trucco significa in effetti avere un aspetto migliore senza che l'altro si accorga del trucco che è stato eseguito.

Si possono fare anche dei trucchi molto vistosi, come ad esempio, nel teatro e nel cinema, o per mascherarsi.

L'importanza del trucco è mettere in evidenza i lati positivi di un volto nascondendone i difetti.

I colori per realizzarlo devono essere intonati con i colori dei capelli e degli occhi, così che le linee appaiano mitigate e non esagerate.

Le tonalità per i tipi: bionda, castana e rossa, sono:

Fondo tinta:	tutti i beige dorati o ambrati.
Matite:	castano, marron.
Ombretti:	azzurro, bluette, salvia, violetto.
Rosso labbra:	rosa, ciclamino, geranio.
Correttori:	terra di Siena, bronzo, beige.
Cipria:	beige, dorato, ombrato.

Le tonalità per i tipi: bruna, castana scura, grigia:

Fondo tinta:	beige perlati, dorati.
Matite:	bruno, grigio, blu.
Ombretto:	grigio, blu, azzurro, violetto.
Rosso labbra:	rosso vivo, arancio, geranio.
Correttori:	terra di Siena, testa di moro, rosso per guance, beige.
Cipria:	beige perlato, dorato, ombrato.

Per truccare un volto regolare è meglio attenersi ai propri lineamenti; ma se gli occhi, la bocca o le sopracciglia, sono un po' cadenti, con le matite cercare di rialzarle verso gli angoli.
Per occhi e sopracciglia ravvicinati, depilare le sopracciglia al centro ed allungare verso le tempie con la matita.

37

Se la bocca è troppo piccola, con le labbra sottili, passare la matita, leggermente all'esterno del bordo delle labbra e riempire col rossetto. Se al contrario è troppo larga, fare il contrario: passare la matita di un tono più scura delle labbra, sul bordo interno e poi riempire col rossetto.

Per correggere affossamenti di guance, occhiaie o macchie della pelle, ci si avvale di correttori chiari, in pasta o stick.

Per snellire un volto o mitigare un'angolatura, ci si avvale di un correttore scuro e coprente nel punto che vogliamo far sparire. Poi passare il fondotinta adeguato al colore scelto.

Per correggere un volto è pure importante una adeguata acconciatura.

Esecuzione

Dopo aver pulito la pelle del collo e del viso, stendere con la spugnetta o con le mani un po' di crema o latte di bellezza; allo stesso modo stendere il fondo tinta uniformemente, quindi dello stick chiaro sulle occhiaie ed il fard sulle guance e sfumare con le dita; poi passare la cipria su tutto il viso e il collo con il cotone idrofilo. Una salvietta semi-umida, appena appoggiata sulla pelle del volto, fisserà il trucco.

Sulle palpebre superiori passare dell'ombretto sfumandolo, quindi un leggero tratto di matita sui bordo dell'occhio e sulle sopracciglia. infine un leggero tratto di matita sul contorno bocca e poi il rossetto.

È bene ricordare che i colori del trucco sono soggetti al variare della moda, quindi ci avvarremo anche dei colori del momento, tenendo sempre presente le conoscenze di base.

Non c'è un trucco uguale per tutte, ma si trucca il volto a seconda delle necessità, anche un minimo può essere sufficiente. Più importante è la qualità della pelle, un buon fondo opaco, e tutto sarà perfetto.

Fine dodicesima lezione

Domande di riscontro:

- Quale significato ha la parola trucco?
- Come si fa a ridimensionare una bocca troppo grande?
- Come fare per correggere un volto molto affossato?
- Se un volto è regolare, come truccarlo?

Mary

Mary, anagraficamente Mariucci Maria, è nata a Cortona (Arezzo).

Si è diplomata Estetista nel 1958 a Torino, sotto la guida della grande e nota maestra A. Melis dell'Istituto Anglem.
Per 20 anni si è dedicata a questo lavoro di Estetica e Acconciatura, da Perugia a Genova, lavorando e insegnando.

Poi si è dedicata alla scrittura e al disegno, e ha condotto rubriche televisive sull'Estetica. Negli anni '80 la rivista Bella ha pubblicato una sua relazione che le ha dato l'opportunità di dedicarsi alla corrispondenza con le lettrici, fornendo soluzioni e consigli estetici.

Avendo capacità di disegno estetico, ha sempre avuto interesse ed ammirazione per l'Arte, per cui dall'età della pensione si dedica anche alla pittura: visitate il sito dove è possibile conoscere la sua Arte Naïve di impronta Primitivista ed anche contattarla personalmente.

È un amore grande per l'Estetica, e l'Arte in genere, che Mary vuole trasmettere ai posteri.

Contatti

Mary - Art Naïve, Arte Primitiva, Art Brut, Raw Art
http://jizaino.cf/mary

ringthebell@libero.it